ÉTUDES

SUR LES

AFFECTIONS NERVEUSES

CONSÉCUTIVES A LA CARIE DENTAIRE

PAR

J. Weber L. D. S. (Glasgow)

Médecin-Dentiste à Luxembourg.

Officier d'Académie.

—

CHATEAUROUX

TYPOGRAPHIE ET STÉRÉOTYPIE A. MAJESTÉ

—

1892

ÉTUDES

SUR LES

AFFECTIONS NERVEUSES

CONSÉCUTIVES A LA CARIE DENTAIRE

PAR

J. Weber L. D. S. (Glasgow)

Médecin-Dentiste à Luxembourg.

Officier d'Académie.

—

CHATEAUROUX

TYPOGRAPHIE ET STÉRÉOTYPIE A. MAJESTÉ

—

1892

Châteauroux. — Typ. et Stéréotyp. A. MAJESTÉ.

Études sur les affections nerveuses consécutives à la carie dentaire.

1ʳᵉ *Étude.*

Quoiqu'étant la plus jeune parmi les sciences archia-triques, la médecine dentaire n'a pas moins de relations que celles-ci avec le traitement des maladies nerveuses. En effet, quand nous considérons le réseau des nerfs qui se rendent aux dents et que nous observons l'étroite union, les anastomoses nombreuses qui existent entre ces radicules nerveuses et d'autres branches qui s'éta-lent non seulement sur la face et le crâne, et envoient par l'intermédiaire du système sympathique des ramifi-cations dans le corps entier, nous devons nous étonner non de la fréquence des accidents produits par des dé-sordres qui ont leur source dans les dents, mais de leur rareté relative.

Nous aurons à parler de quelques affections qui, ordi-nairement, ne sont pas considérées comme des névral-gies; cependant, comme elles sont indistinctement le ré-sultat d'une irritation nerveuse revêtant différents aspects, nous les rapprochons du groupe des névralgies dont le type est le tic douloureux.

De la névralgie dentaire.

De toutes les affections secondaires des dents il n'en n'est pas de plus importante que la névralgie, tant au point de vue de sa fréquence que de sa complication.

Elle est caractérisée par des douleurs généralement unilatérales, suivant des cordons nerveux déterminés. Ces douleurs qui se déclarent soudainement, sont toujours intermittentes au début et augmentent à mesure que les attaques se répètent ; dans les intervalles des accès, il y a ordinairement cessation complète de souffrance.

La névralgie peut attaquer indistinctement une des trois branches de la cinquième paire, rarement elle en attaque plus d'une à la fois, et on a pu remarquer que l'ophtalmique était le moins sujet à être engagé. Quand le mal a choisi cette branche, la douleur s'étend du trou sus-orbitaire au front, au sourcil et au globe oculaire; en même temps une sensibilité excessive se déclare dans un ou plusieurs des points suivants : l'échancrure supra-orbitaire, la paupière supérieure, à l'endroit où le rameau nasal émerge d'entre l'os et le cartillage, et un troisième endroit sur le globe oculaire ou à l'angle interne de la cavité orbitaire. Tant que dure l'accès, la peau de la partie du front correspondant au côté douloureux est plissée et rugueuse, les artères avoisinantes se distendent, les larmes coulent quelquefois et la conjonctive est injectée.

Quand c'est le nerf maxillaire supérieur qui est attaqué, la douleur est généralement précédée d'une sensation de picotement dans la joue et dans la paupière inférieure ; la douleur alors part du trou sous-orbitaire et s'étend jusqu'à la paupière inférieure, aux ailes du nez et à la lèvre supérieure jusqu'à la ligne médiane où elle cesse. Quelquefois elle implique les dents, le sinus maxillaire, le palais ou la base de la langue. Dans ces cas, il faut en chercher les foyers au trou sous-orbitaire, dans le conduit malaire, au trou palatin antérieur et le long du bord alvéolaire.

Quand l'attaque est limitée à la division inférieure du nerf, la douleur partant du trou mentionné s'irradie dans les lèvres, les alvéoles et semble comme coupée à la symphyse. Dans la recherche de cette dernière variété on doit se guider sur l'endolorissement: 1° d'un point du nerf auriculo-temporal situé un peu en avant de l'oreille et 2° d'un point situé au-dessus du trou dentaire inférieur.

Après avoir ainsi exposé d'une façon sommaire le diagnostic de cette affection, recherchons-en, maintenant, les causes locales, les seules dont nous ayons à nous occuper si nous voulons rester dans le cadre de notre travail.

Étiologie.

Ses causes sont diverses et renferment presque toutes les maladies auxquelles les dents sont soumises. Voici cependant les plus importantes.

La plus fréquente est la pulpite chronique caractérisée, non par l'inflammation diffuse de l'organe entier, mais par une phlegmasie parfaitement circonscrite.

La terminaison ordinaire d'une pulpite qui suit un cours normal — la suppuration — joue aussi un rôle important dans la production de douleurs névralgiques, surtout quand elle est occasionnée par une obturation métallique placée au-dessus d'une pulpe exposée.

Mentionnons encore comme production des mêmes douleurs la calcification intrinsèque connue pour être un des résultats de la phlegmasie pulpaire.

Passant de la pulpe à la racine, nous voyons que deux causes contraires produisent souvent le même résultat. Dans un des cas il est dû à l'exostose, dans l'autre à l'absorption. La périostite est encore une cause de névralgie.

N'oublions pas de citer ici l'éruption laborieuse des dents de sagesse ainsi que la rétention de dents permanentes dans le maxillaire et le manque de développement des arcades dentaires. Même les dents de lait peuvent être la source de névralgies, quand elles ne sont pas chassées à temps de leurs alvéoles et qu'ainsi l'éruption des dents permanentes se trouve retardée.

Enfin, et pour terminer cette nomenclature, notons que, dans quelques cas, l'état général d'un enfant est tellement débile que l'évolution normale des dents est suffisante pour amener ces symptômes.

Il est de fait que, quoique la névralgie soit fréquemment due à une maladie des dents, on va rarement y chercher sa véritable origine. Ceci tient à ce que la douleur quitte les dents aussitôt que la névralgie débute franchement et que, dans la plupart des cas, elle n'y revient pas.

Voilà, certes, une difficulté très grande qui s'oppose au diagnostic, et dans quelques cas, il est même impossible de porter un jugement exact. Toutefois, quelles que soient les conditions, il est utile de frapper successivement toutes les dents avec un corps dur ou de les exposer à un jet d'eau froide pour reconnaître leur degré de sensibilité. L'eau froide a une autre valeur diagnostique; si, introduite dans la bouche pendant un accès, elle produit un allègement momentané, on peut attribuer la douleur à quelque cause locale; dans le cas contraire, il faut rechercher les causes dans quelque désordre général. Quand aucun de ces procédés ne nous fait découvrir ce que nous cherchons, nous devons nous guider sur les endroits douloureux sans perdre de vue deux points principaux, savoir:

1º Un nerf sensitif, irrité en un point quelconque, peut transmettre la douleur qui en résulte dans tout autre point de son trajet;

2º Normalement la douleur siège à l'endroit de la lésion, dans les cas pathologiques elle provient souvent d'un organe éloigné.

Voici les seules indications pratiques qu'il soit possible de fournir à cet égard.

Quand la douleur siège principalement dans la région pariétale et autour de la tempe, la dent malade est généralement une grosse molaire du haut; quand le globe

oculaire et les parties environnantes de l'œil sont dou-
loureuses; il faut porter son attention sur la mâchoire supérieure tout entière; les condyles et leurs parties avoisinantes indiquent comme source de l'irritation les
parties postérieures de la mâchoire inférieure.

Traitement.

Les opinions sont assez partagées sur le mode de traitement à appliquer, nous indiquerons sommairement
les moyens qui nous ont rendu le plus de service dans
notre pratique :

Quand nous trouvons comme origine du mal une pulpe
enflammée, la meilleure chose à faire, si toutefois la
dent n'est pas trop détériorée, est de tuer le nerf au
moyen d'une pâte arsenicale, du thermo-cautère ou bien
du cautère phéniqué que nous avons eu souvent occasion d'employer avec grand succès. Le nerf désorganisé
est extrait, les canaux dentaires sont soigneusement
lavés et quelque matière non-conductrice est insérée
dans la cavité.

Lorsque c'est une périostite qui occasionne la douleur,
une scarification profonde de la gencive, suivie d'une cau-
térisation faite au moyen d'un mélange égal de fortes
teintures d'iode et d'aconit, amène presque toujours le
résultat désiré.

Quelquefois aussi, comme nous l'avons dit, des cal-
culs salivaires qui se sont formés autour du collet des
dents ou une obturation défectueuse produisent les ef-
fets désastreux d'une névralgie aiguë. Alors le remède est tout indiqué ; il faut enlever la cause produc-
trice.

Nous avons encore cité l'exostose et l'absorption de la
racine qui commandent l'extraction de l'organe malade,
car tous les remèdes proposés jusqu'à ce jour ne peuvent
rien sur ces deux espèces d'affections.

Dans cette dernière catégorie nous rangerons aussi

les cas d'éruption difficile de la dent de sagesse.

On ne procède pas toujours aussi radicalement, il est des cas, en effet, où il faut avoir recours à un traitement moins énergique, soit que l'état général du malade ne le permette pas, soit que l'opérateur ne puisse pas porter un diagnostic certain.

Parmi les nombreux remèdes et topiques préconisés en pareil cas, nous donnons la préférence au froid déterminé par les pulvérisations d'éther.

Le chirurgien dentaire consultant du Middlesex hospital de Londres fait inhaler à ses malades de la vapeur de nitrate d'amyl, mais c'est là un remède dangereux, et nous ne saurions nous résoudre à en faire un usage général.

Voici toutefois une formule dont nous avons pu apprécier l'efficacité.

℞ Ext. opii.
  » Bellad.
  » Stramon. ââ part. j.
Aq. Prun. Virg. p. p. xij. M. S. et Cola.

Versez de 4 à 10 gouttes dans le méat de l'oreille que vous bouchez avec de la ouate et faites pencher le patient du côté opposé au siège de la douleur.

Nous ne parlerons pas des remèdes internes qu'on administre quelquefois ; nous ne leur croyons aucune vertu thérapeutique tant que la névralgie dépend d'une cause locale. Notre illustre professeur, feu le docteur Gubler de Paris, affirmait d'ailleurs que même le phosphore ne produit pas les résultats que des enthousiastes se plaisent à lui attribuer et citait à l'appui de son assertion des cas nombreux observés par lui-même.

Nous n'avons, jusqu'ici, considéré que cette forme de névralgie qui affecte la tête et le cou ; il y a cependant d'autres parties du corps sujettes à être ainsi attaquées, celles surtout dont les nerfs naissent des plexus cervical et brachial.

Voici un cas qui corrobore notre opinion à ce sujet; il a été relaté par le docteur Castle, de New-York, dans le journal *The dental Cosmos.*

Individu souffrant depuis neuf ans de douleurs névralgiques dans le gosier, le cou et les épaules ; l'incisive centrale du bas est extraite; la douleur cesse. L'examen de la dent révèle une racine atrophiée.

Bien des auteurs ont écrit sur le mal de dents survenant pendant la gestation, et ce n'est pas avancer une chose nouvelle que de prétendre qu'il existe une connexion sympathique entre l'utérus et les dents. Cependant comme cette question étendrait trop les limites du présent travail, nous nous réservons d'y revenir dans un travail spécial.

La névralgie est généralement accompagnée d'autres désordres qui, sans être liés à elle d'une façon intime, peuvent pourtant, le plus souvent, en être considérés comme la suite. Afin de rendre l'étude de ces désordres plus facile, nous adoptons ici l'excellente classification de M. Motta :

I. Affections des organes des sens.

Paralysie de la rétine.

Dilatation ou contraction de la pupille.

Sourdeur.

Perte ou perversion du goût.

II. Modifications de sécrétion.

Lacrymation.

Hypersécrétion ou arrêt de sécrétion du mucus nasal.

Salivation.

Sueurs unilatérales.

III. Lésions de nutrition.

Hypertrophie de tissus; perte des cheveux du côté affecté.

Enflure de la langue.

Elévation de température du côté affecté de la tête.

IV. Affections musculaires.

Contraction convulsive des muscles.

Spasme tonique permanent des sourcils.

Paralysie des moteurs oculaires et des muscles de la face.

V. Sensibilité commune.

Anesthésie et Hyperestésie.

Telles sont les maladies causées par l'irritation des nerfs sensitifs ; voyons maintenant quel est le rôle pathologique du système nerveux moteur.

Dans la clinique du docteur Delestre, à la Charité de Paris, nous avons eu bon nombre de fois occasion d'étudier de près les convulsions chez les enfants et nous nous sommes demandé à quelle cause spéciale pouvait être due la fréquence de ces attaques dans le jeune âge. L'opinion généralement reçue est que le système spinal prédominant sur le système cérébral, le cerveau n'a pas la force de contrôler les actes réflexes dépendant de l'excitabilité du rachis.

Les convulsions peuvent dériver d'une maladie cérébrale congénitale ou être dues à quelque cause locale, telle que constipation ou dentition. Dans cette dernière occurrence nous observons un état fébrile, l'enfant devient impatient, évite la lumière, s'endort. Quand le cas est grave, le sommeil devient de la torpeur coupée par des accès qui peuvent amener la mort; ou si le petit malade ne succombe pas immédiatement, il tombe dans un coma dont il ne se relève plus.

L'incision profonde de la gencive jusque sur la dent en évolution détermine dans beaucoup de cas un soulagement instantané. Les moyens thérapeutiques ordinaires achèvent alors la guérison.

Certains auteurs condamnent cette pratique, leurs objections nous paraissent dénuées de fondement. Le procès de la dentition n'est pas continu, il y a des périodes d'activité et de repos, et il est évident que si nous incisons les gencives dans l'intervalle qui sépare l'éruption d'un groupe de dents de celle du groupe suivant, nous nous exposons à commettre une erreur ; d'un autre côté, si nous intervenons pendant la période d'activité, qui est celle d'une tension et d'une congestion excessives, l'incision de la gencive amène une déplétion qui met fin à l'irritation nerveuse.

On objecte que le sclérème de la cicatrice peut arrêter les changements physiologiques futurs ; cette assertion ne semble pas fondée, si nous considérons avec quelle facilité guérissent les traumatismes même graves sur toutes les parties de la bouche.

Des convulsions épileptiformes précèdent quelquefois l'éruption des dents de sagesse, et alors le traitement doit être le même que celui adopté lors de l'apparition des dents temporaires.

Dr Ashburner relate le cas d'un enfant de 12 ans qui, après avoir été sujet à la chorée pendant trois mois, tomba dans des convulsions. Les gencives furent incisées au-dessus de la deuxième molaire en voie d'éruption et les convulsions cessèrent, pour ne plus reparaître.

Les nerfs moteurs peuvent être affectés plus sérieusement et amener la paralysie. Le trismus en est une forme, le torticolis une autre quoique rare.

Un cas extrêmement intéressant de paralysie de la langue a été publié par le Dr Moon, autrefois assistant chirurgien dentaire à Guy's hospital de Londres.

Une jeune femme hystérique vint consulter le Dr Fagg. Elle avait été sujette à des accès d'épilepsie pendant plusieurs années, et depuis trois jours avait perdu la parole.

Le praticien pensant, après inspection, que les dents ne devaient pas être étrangères à cet état de choses, transmit le cas à M. Moon. Celui-ci trouva que les dents de sagesse supérieures étaient en voie d'éruption et incisa les gencives ; la malade recouvra aussitôt la parole. Deux dents dont les pulpes étaient enflammées furent ensuite extraites, et la malade fut envoyée à l'hôpital dentaire national.

Le spasme de la glotte est encore une affection causée quelquefois par le progrès de l'évolution dentaire.

Avant de passer à un autre ordre d'idées, racontons un épisode arrivé à Paris.

Un enfant ayant beaucoup souffert pendant plusieurs jours de la dentition tomba en léthargie. On le crut mort et on fit les préparatifs nécessaires pour l'enterrement. M. Lemonnier arriva, par hasard, et exprima le désir de voir le corps. Il examina attentivement les mâchoires et crut devoir inciser profondément les gencives ; aussitôt l'enfant reprit connaissance.

Les organes des sens sont, dans beaucoup de cas, le siège de maladies nerveuses.

Il n'est pas rare de voir une amaurose partielle ou même totale résulter de l'irritation nerveuse occasionnée par des dents cariées et il est possible de la distinguer, dès le début, de la même maladie due à un défaut de structure, par l'absence d'amblyopie, de mouches volantes et d'éclairs.

Le strabisme peut être dû à la même cause ; ainsi nous avons assisté à Saint-Bartholomew's hospital de Londres à une série de consultations où un strabisme divergent fut guéri par l'extraction de deux molaires cariées.

L'oreille est plus rarement le siège d'affections reconnaissant pour cause des dents malades, mais nous nous rappelons plusieurs cas où une surdité temporaire a été guérie par l'extraction d'une dent.

Il nous reste à passer en revue la dernière partie de notre sujet — troubles de la nutrition, de la sécrétion et de l'assimilation.

Ayant reconnu qu'un grand nombre de maladies sont liées aux nerfs sensitifs, moteurs et sensoriels, nous devons supposer que les nerfs qui se distribuent aux vaisseaux sanguins et aux glandes et qui influencent si largement la nutrition des tissus, doivent être affectés d'une façon analogue, et tel est réellement le cas.

Ainsi en est-il de la diarrhée infantile.

Chez l'enfant, le tube digestif est excessivement susceptible, et toute cause d'irritation amène un trouble dans ses fonctions. Il n'est donc pas étonnant que la première dentition soit si souvent accompagnée de cette maladie spéciale.

Le traitement consiste à inciser les gencives dans les cas d'extrême tension et à faire prendre la potion suivante :

Eau de chaux.............................	30 gr.
— fenouil.............................	40 —
Sirop de cachou.............................	25 —
Laudanum.............................	1-2 gouttes;

ou bien encore à faire boire dans du lait un mélange de mucilage et de 3-4 gouttes de liqueur de potasse. Toutes les muqueuses du corps, pour ainsi dire, peuvent devenir le siège d'affections liées à la dentition. Ainsi il n'est pas rare de voir se présenter de cette façon la dysurie, la rétention ou l'incontinence d'urine, et John Hunter, il y a plus d'un siècle, avait déjà démontré la chose.

En fait de glandes, ce sont naturellement celles situées le plus près du foyer de l'irritation dont la sécrétion est le plus souvent pervertie.

Quelquefois elle est diminuée, mais le plus souvent elle est augmentée, et nous nommerons ici la lacrymation et la salivation si fréquentes accompagnant les douleurs névralgiques.

Il arrive que la glande parotide augmente de volume pendant la dentition, et on connaît même un ou deux cas de pharyngite.

Les gargarismes de chlorate de potasse rendent de bons services dans ces cas.

L'irritation de la cinquième paire peut avoir une influence telle sur le cerveau, que l'on a vu le délire ou la folie en résulter.

Dr Tyler et Dr Hills, tous deux médecins-dentistes américains, affirment avoir été à même d'étudier des cas de ce genre.

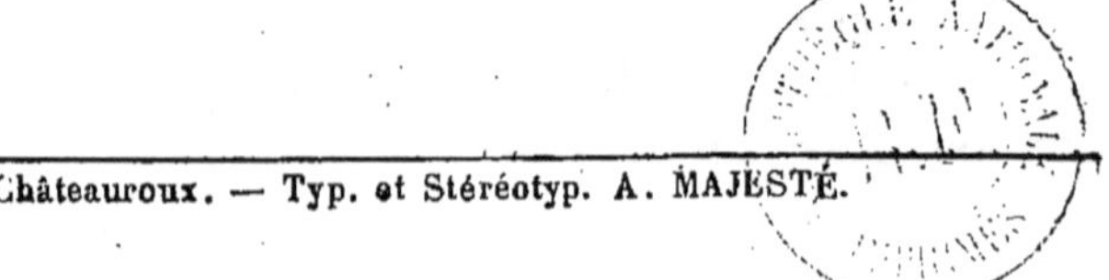

Châteauroux. — Typ. et Stéréotyp. A. MAJESTÉ.

Châteauroux. — Typ. et Stéréotyp. A. MAJESTÉ.

www.ingramcontent.com/pod-product-compliance
Lightning Source LLC
LaVergne TN
LVHW052333060726
842524LV00018B/2962